AF501060

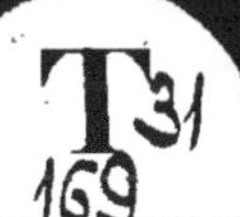
T 31
169

VARIA

PAR LE

DR J. JANICOT

MÉDECIN CONSULTANT A POUGUES

LAURÉAT DE LA FACULTÉ DE MÉDECINE DE PARIS

I. CLAUDE BERNARD

II. POST-SCRIPTUM MÉDICAL A L'AFFAIRE DANVAL

III. A PROPOS DE LA RAGE

IV. SUR LES BAINS TURCO-ROMAINS DU HAMMAM

PARIS
ADRIEN DELAHAYE
LIBRAIRE-ÉDITEUR
23, Place de l'École-de-Médecine, 23

1879

VARIA

PUBLICATIONS DU Dr J. JANICOT

Trois mois d'ambulance aux Armées de la Loire et de l'Est.

Un volume in-8° de 240 pages.

Étude sur un nouveau mode de traitement des rétrécissements de l'urèthre par la dilatation immédiate progressive.

In-8°.

Étude bibliographique et critique sur les eaux de Pougues, d'après des notes de feu le Dr Félix Roubaud — ancien médecin inspecteur à Pougues, lauréat de l'Institut de France et de l'Académie de médecine — recueillies, complétées et publiées par le Dr J. Janicot, médecin consultant à Pougues, lauréat de la Faculté de médecine de Paris.

1er fascicule. — Documents médicaux du XVIe siècle. — In-8°.

Sous presse, le second fascicule.

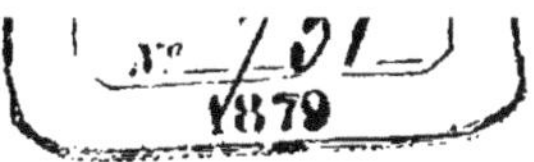

VARIA

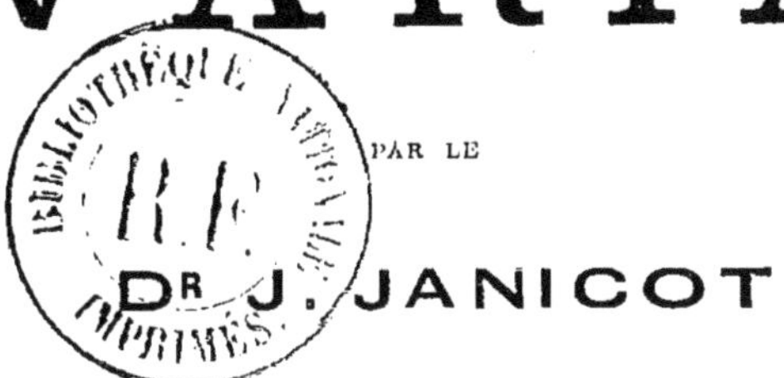

PAR LE

Dr J. JANICOT

MÉDECIN CONSULTANT A POUGUES

LAURÉAT DE LA FACULTÉ DE MÉDECINE DE PARIS

I. CLAUDE BERNARD

II. POST-SCRIPTUM MÉDICAL A L'AFFAIRE DANVAL

III. A PROPOS DE LA RAGE

IV. SUR LES BAINS TURCO-ROMAINS DU HAMMAM

PARIS
ADRIEN DELAHAYE
LIBRAIRE-ÉDITEUR
23, Place de l'École-de-Médecine, 23

1879

CLAUDE BERNARD

(*Figaro* du 12 février 1878.)

Les Chambres françaises viennent de décider que les funérailles de l'illustre savant que notre pays et la science viennent de perdre auraient lieu aux frais de l'Etat. L'opinion publique et le monde savant applaudiront à cette décision. Une nation s'honore en honorant les morts qui l'ont illustrée, et Claude Bernard fut un de ces hommes dont un pays a le droit d'être fier et le devoir de se souvenir.

Né le 12 juillet 1813 au petit village de Saint-Jullien, près Villefranche-sur-Saône (Rhône), il dut, à l'exemple de tant d'autres hommes célèbres, commencer de bonne heure ce que Darwin a si bien appelé : la lutte pour l'existence. S'il arriva au faîte des honneurs et des dignités, il dut tout à lui-même, à un travail opiniâtre, à une énergie de caractère que la pauvreté, l'absence de toute protection, les déboires, les compétitions et les rivalités n'entamèrent jamais.

Après avoir fait ses premières études, il entra, pour gagner sa vie, comme employé dans une pharmacie du faubourg de Vaise, à Lyon. Le futur académicien, l'homme que toutes les grandes sociétés savantes du monde devaient plus tard tenir à honneur de compter parmi leurs membres, commençait en rinçant des fioles dans une officine de faubourg. Fort heureusement pour lui et pour la science qu'il devait porter si haut, il en sortit vite et dans des circonstances extrêmement curieuses qu'il aimait lui-même à raconter.

On préparait d'une singulière manière, dans l'officine en question, un médicament opiacé jadis très-célèbre, aujourd'hui assez oublié, et qu'on nomme la *Thériaque*. Sous prétexte, sans doute, que cet électuaire, dont on attribue la composition à Mithridate, est le plus composé, le plus polypharmaque de tous les médicaments que l'antiquité nous a laissés, le patron de l'élève Claude Bernard faisait entrer dans sa préparation toutes sortes d'ingrédients... et autres choses encore. On ne fabriquait heureusement la fameuse Thériaque qu'une fois par an ; mais pendant tout le cours de l'année, une substance mal définie ou pas définie du tout tombait-elle dans la main encore inexpérimentée du jeune Bernard : « Portez ça au grenier, disait carrément et sans regarder le patron, nous en ferons de la Thériaque en décembre. »

Cette façon de faire la pharmacie ne plut guère à l'élève Claude Bernard. Indigné et dégoûté, il quitta l'officine de Vaise et vint à Paris pour essayer d'une autre voie.

Il y arriva avec une bourse vide, une recommandation pour M. Saint-Marc Girardin (alors professeur à la Faculté des lettres), et une tragédie en vers sur Charles VI, composée sans doute à Lyon pendant les loisirs que lui laissait la fabrication de la Thériaque. La tragédie était détestable. Saint-Marc Girardin ne se gêna pas pour le dire au jeune Bernard. Il lui assura que la littérature n'était pas son fait et qu'il ferait bien de tourner ses vues ailleurs. Claude Bernard obéit et ne pensa plus à son Charles VI. Un de ses amis, plus tard médecin et qui devait mourir fou, avait eu cependant le courage et la naïveté d'apprendre par cœur la fameuse tragédie. Il l'emporta avec lui dans la tombe. Elle n'eut pas d'autre exemplaire.

Claude Bernard aborda alors la médecine. Interne des hôpitaux en 1835, il eut l'heureuse fortune d'être choisi comme préparateur, en 1841, par l'illustre Magendie, le créateur de la médecine expérimentale en France. L'élève devait surpasser le maître, mais les deux noms de Magendie et de Claude Bernard resteront et doivent rester inséparables aux yeux de la postérité.

Reçu docteur en médecine en 1843, Claude Bernard ne quitta pas le modeste laboratoire du Collége de France où il préparait les expériences du cours de Magendie. Il y donnait, pour vivre, des leçons aux étudiants et médecins étrangers qui venaient faire ou compléter leur éducation scientifique à Paris. C'est dans ce petit laboratoire, pauvre, nu, délabré, hélas, aujourd'hui à peu près comme il l'était au temps de Magendie, que Claude Bernard a véritablement fondé la physiologie expérimentale, science qui a pris, dans ces vingt dernières années, un développement extraordinaire.

C'est là qu'en introduisant la critique expérimentale dans la physiologie, il a fait, en quelque sorte, passer cette dernière du rang de science scholastique et de controverse, à celui de science physico-chimique ;

C'est là qu'il eut pour élèves des hommes aujourd'hui des maîtres, et dont les plus célèbres — pour ne parler ici que de l'étranger — s'appellent Dunders (professeur à Utrecht); Panum (professeur à Copenhague); Kuhne (professeur à Heidelberg); Ludwig (professeur à Leipsick); Goltz (professeur à Strasbourg; Simderson (professeur à Londres), etc.

Comme le rappelait souvent, et avec un légitime orgueil, Claude Bernard, cette petite pièce du Collége de France fut le berceau de la physiologie expérimentale française.

Claude Bernard avait hésité — il le racontait souvent — jusqu'à 40 ans, sur le choix de la science à laquelle il se consacrerait irrévocablement; mais il s'était fixé cet âge comme limite extrême à ses hésitations. Jusqu'alors la chirurgie eut ses préférences. Mais vers 1853, il se tourna définitivement du côté de la physiologie et se fit recevoir cette année docteur ès-sciences. Chose singulière, ce fut à 40 ans que les honneurs et les dignités s'abattirent pour ainsi dire coup sur coup sur lui.

La fortune cédait enfin au travail.

En 1854, il devenait professeur de physiologie générale à la Sorbonne, membre de l'Académie de médecine et de l'Académie des sciences, en remplacement de M. J. Roux. En 1855, il était nommé professeur de médecine expérimentale en remplacement de son maître Magendie, dont il était le suppléant depuis 1847.

Bien qu'on eût créé spécialement pour lui, à la Faculté des sciences, une chaire de physiologie expérimentale, il n'était guère plus au large et mieux outillé dans son laboratoire de la Sorbonne — fondé par lui — que dans le petit laboratoire du Collége de France. Il y apportait chaque matin dans ses poches une collection de grenouilles qu'il avait achetées lui-même et qui servaient à ses études.

A vrai dire, il manqua par trop naïvement, et dans des conditions qui méritent d'être racontées, une occasion véritablement unique et tout à fait imprévue de doter son laboratoire de la Sorbonne de tous les instruments que réclame la science moderne.

Claude Bernard — l'anecdote est absolument authentique — reçoit un jour, à l'époque dont nous parlons, une invitation à une fête que l'Empereur donnait à Compiégne. Il s'y rend, non sans s'être informé au préalable, auprés d'amis plus au courant que lui des habitudes et de l'étiquette des Cours, du vêtement qu'il devait mettre pour cette réception. L'Empereur le distingua au milieu d'autres notabilités scientifiques et s'adressant à lui, lui dit avec la meilleure grâce du monde qu'il avait beaucoup entendu parler de lui, mais qu'il ignorait complétement la science qu'il avait élevée si haut et qu'il lui serait reconnaissant de lui en expliquer briévement la nature, le but, les moyens.

Bien que fort surpris de cette demande, dans un pareil lieu et à un semblable moment, Claude Bernard, il faut le croire, sut rendre l'exposé de la physiologie assez intéressant, puisque son interlocuteur prolongea près de deux heures, à l'étonnement général, l'entretien avec le savant.

— Que désirez-vous, monsieur Claude Bernard,

dit à la fin Napoléon III. Je serais vraiment trop heureux de pouvoir vous rendre quelque service.

— Pour moi, absolument rien, sire, répondit le grand savant. Je suis enfin arrivé par mon travail à me faire une position convenable, et je n'ai besoin de rien ; mais la science que je représente a besoin de tout et je vous serais reconnaissant de penser à elle.

Peu de temps après, le ministre de l'instruction publique, M. Duruy, venait trouver Claude Bernard pour lui dire qu'il avait ensorcelé l'Empereur et qu'il pouvait demander tout ce qu'il voudrait.

Claude Bernard demanda... un préparateur ! ! !

Nous ne saurions donner ici un exposé complet des travaux scientifiques qui ont fait la gloire de Claude Bernard et qui légueront son nom à la postérité. Il est peu de chapitres de la physiologie auxquels il n'ait imprimé profondément l'empreinte de son incroyable talent d'observation et de son génie de découvertes.

Pour ne citer que quelques exemples, ce fut lui qui, jeune encore, et après de remarquables recherches sur les fonctions du pancréas, donna la solution d'une question qui divisait les physiologistes et paraissait sans issue : celle de la sensibilité récurrente. Il élucida, avec une sagacité merveilleuse, les fonctions des nerfs crâniens, et découvrit que le foie a la propriété de fabriquer de toutes pièces, aux dépens de certains matériaux et par l'intermédiaire d'un ferment spécial, du sucre de glucose.

Enfin, et ce sera, croyons-nous, son plus beau titre aux yeux de la postérité, il a donné, si l'on peut s'exprimer ainsi, un pendant à l'immortel chapitre sur la circulation du sang que William Harvey écrivit en 1628, et qui a suffi à la gloire de ce grand homme.

C'està Claude Bernard, en effet, que revient l'honneur d'avoir fait connaître, dans ses fameuses recherches sur le système nerveux du grand sympathique, que ce système préside à la circulation du sang dans les vaisseaux (par l'intermédiaire des nerfs vaso-moteurs qu'il leur fournit), règle en quelque sorte le débit du cœur et domine ainsi tous les phénomènes de nutrition. Cette découverte a été, depuis vingt ans, le point de départ de la plupart des explications médicales sur la santé et la maladie.

Observateur de premier ordre ; intelligence admirablement équilibrée, faisant tout avec ordre, poids et mesure ; esprit essentiellement philosophique, recherchant toujours l'unité sous la variété et la loi sous les phénomènes, Claude Bernard meurt emportant peut-être avec lui dans la tombe le secret d'une nouvelle et très importante découverte, dont il aurait cependant, nous assure-t-on, dit quelques mots à ses plus intimes amis, notamment à M. Berthelot et au professeur Lasègue. Nous ajouterons, et nous croyons ce détail inédit, que l'ensemble de ses doctrines scientifiques paraîtra prochainement en ouvrage.

Quelques mots sur l'homme.

Il était à la hauteur du savant.

Caractère ferme et digne, absolument incapable de ces petitesses dont tant d'hommes se font un marchepied, voyant de loin les hommes et les choses, oublieux ou insouciant des traits que l'envie et la jalousie lui décochaient si souvent, il était vénéré de tous ceux qui avaient l'honneur de l'approcher, et aimé de tous ceux qui vivaient dans son intimité.

Autant que par la science, il en imposait par cette

sérénité parfaite qui est l'apanage du vrai sage et de l'homme de bien. Sa bienveillance n'avait d'égale que sa modestie. Il disait un jour à l'un de ses élèves les plus remarquables, de qui nous tenons ce propos : « Je sais bien qu'affirmer est le meilleur moyen de prendre les hommes, aussi bien en science qu'en politique et qu'en toute autre chose. Et cependant je n'aime pas affirmer. *Le doute est l'oreiller du savant*. »

Une autre fois — il y a de cela longtemps — il se promenait avec Cousin. La conversation roulait sur les graves et insondables problèmes de la vie étudiée dans son essence, sur les rapports insaisissables du cerveau et de la pensée, de la matière et de l'esprit. Questionné par le philosophe sur ces points si délicats, le physiologiste plaçait prudemment un point d'interrogation à côté de chacune de ses réponses.

— Mais vous ne savez donc rien à fond, s'écria Cousin impatienté.

— Si je savais quelque chose à fond, répondit Claude Bernard, je saurais tout.

Claude Bernard est mort d'une pyélonéphrite (inflammation des reins et des calices). Il sera embaumé aujourd'hui par les soins de M. Marc Sée, professeur-agrégé.

Hier, le très distingué suppléant de M. Bert, à la Sorbonne, M. le docteur Dastre, un des élèves de prédilection de Claude Bernard, en ouvrant son cours dans cette même salle où, si longtemps, l'illustre savant groupa au pied de sa chaire les maîtres futurs, et avant de lever presque aussitôt la séance en signe de deuil, a dit à ses auditeurs :

— Messieurs, la physiologie expérimentale vient de perdre son créateur !

Nous ne saurions mieux terminer que par cette simple et grande oraison funèbre.

POST-SCRIPTUM MÉDICAL

A L'AFFAIRE DANVAL

6 juin 1878

La cour de cassation, sur le rapport de sa chambre criminelle, vient de rejeter le pourvoi du pharmacien de la rue de Maubeuge, Danval, condamné par la cour d'assises de la Seine aux travaux forcés à perpétuité, pour empoisonnement sur la personne de sa femme.

La justice des hommes ayant dit ainsi son dernier mot dans cette affaire qui a saisi si violemment l'opinion publique, il est permis, il convient même, ce nous semble, au triple point de vue de la médecine légale, des droits sacrés de tout accusé et des garanties que la société réclame contre le crime, de tirer de cette cause, désormais célèbre, la morale pratique qu'elle renferme. A quoi sert le passé, si ce n'est à l'enseignement de l'avenir?

En somme, ce qui a dominé les débats de ce procès fameux, c'est la note médico-légale; note discordante et criarde, hélas! et qui a, comme dans les procès historiques des Castaing, des Lafarge et des Lapommeraye, singulièrement agacé le tympan de l'opinion publique. Nous sommes et trop sincère et trop désolé de cet incident pour dire que l'opinion publique a eu tous les torts ; mais certainement elle a eu celui de conclure du particulier au général et de ne pas raisonner d'après des moyennes.

Des divergences extrêmement graves s'étant élevées entre les experts, la presse de crier à nos confréres l'« *ignorantus, ignoranta, ignorantum* » que, dans le *Malade imaginaire,* Toinette crie à Argan :

— Voyez par-ci, disait l'un, voici Diafoirus et Purgon.

— Voyez par là, répondait l'autre, voilà Tomès, Defonandrès et Macroton.

Assurément, si les bruits de ce monde arrivent aux oreilles des trépassés, les échos de ce procès Danval auront troublé le sommeil que Molière dort dans son tombeau du Père-Lachaise.

Eh bien, non ! en toute sincérité ; pas si Purgon ni si Diafoirus que cela, les médecins légistes — dont nous ne sommes pas, ceci soit dit pour nous mettre de suite à l'aise. — Comme toutes les sciences qui étudient le problème des problèmes et la grande inconnue des mondes : la vie, la médecine légale n'est pas arrivée et n'arrivera probablement jamais à ces certitudes absolues que l'on voudrait, mais qui ne se rencontrent que dans les mathématiques pures. Mais elle est incomparablement plus avancée qu'on veut bien le dire.

La partie qui traite des poisons — la toxicologie — n'a pas, à la vérité, marché à grands pas depuis Orfila, les médecins contemporains étant plutôt anatomistes et physiologistes que chimistes. Il n'en est pas moins vrai que MM. les assassins, qui n'ont pu encore se décider à abolir la peine de mort, sont assez embarrassés pour cultiver en toute sécurité la partie réputée la plus commode de leur art : l'empoisonnement. Admettons, à la rigueur, que les gens du métier — sommes-nous assez Molière ! — tels que le médecin homœopathe Lapommeraye ou le pharmacien allopathe Danval, dépistent plus ou moins bien les experts. Mais, pour le commun des mortels, le métier est positivement gâté.

On retrouve, même à doses infinitésimales, les poisons minéraux. Les poisons organiques eux-mêmes n'échappent pas souvent aux recherches, témoin le fameux procès de Lapommeraye, où le professeur Tardieu démontra — idée nouvelle et féconde — la valeur incontestable du réactif physiologique là où le réactif chimique était insuffisant.

Et que de progrès en médecine mentale, dans l'étude des maladies simulées, des principaux genres de suicides, et dans celle — admirablement lumineuse aujourd'hui — de tous les modes d'asphyxie !

Beaucoup plus efficacement que par le passé, la médecine légale s'est faite, de nos jours, la protectrice et la vengeresse de l'enfant ; non pas seulement de celui que l'on voit, que l'on pourrait déjà caresser, et que le crime — la misère peut-être — guette à ses premiers vagissements, mais encore de celui qui ne se voit pas et que l'on supprime dans ce qui était son premier et son meilleur berceau.

Et quelle admirable découverte — étonnante de simplicité et de précision scientifique — que celle qui permet au médecin légiste, avec une cuvette remplie d'eau et quelques parcelles du poumon d'un nouveau-né, de retrouver l'empreinte indéniable de la respiration et de la vie — le premier soupir eût-il été le dernier, — et de nier ainsi que la vie n'ait rendu à la vie qu'un cadavre.

Et que serait-ce si nous pouvions, dans la lumière de ce journal, évoquer ces procès honteux que la pudeur publique condamne au huis-clos et parler de ces cadavres microscopiques, — témoins invisibles — que le crime laisse derrière lui, mais que la science, depuis les beaux travaux de Robin et de Tardieu, peut aujourd'hui ressusciter.

Quelle que soit la valeur de ces progrès, accomplis dans les trente dernières années de ce siècle, il n'en est pas moins vrai que tout n'est pas pour le mieux — nous le pensons du moins, — aussi bien en médecine légale que dans les rapports de cette branche des sciences médicales avec les tribunaux.

Absolument étranger aux hommes, aux intérêts, aux amours-propres particuliers que des réformes pourraient atteindre ; n'ayant cherché que le vrai, le juste et l'utile dans les très-nombreux articles de journaux que le procès Danval a inspirés, dans les ouvrages spéciaux, dans la conversation d'hommes très-autorisés et d'opinions très-diverses — magistrats, avocats, chimistes, médecins, — c'est avec une impartialité et une indépendance complètes que nous croyons pouvoir formuler les *desiderata* suivants sur lesquels nous serions heureux d'attirer l'attention de l'opinion et des pouvoirs publics :

1° Donner aux médecins experts, pour les recherches chimiques et microscopiques, les laboratoires dont ils manquent. Le mieux serait d'installer ces laboratoires à la Morgue où se pratiquent généralement les autopsies judiciaires. Malheureusement la chose est impossible, faute d'espace. Qui connaît la Morgue ne saurait en douter.

2° Confier l'expertise à un ou trois experts, selon l'importance des affaires. Le système actuel de deux experts est très-critiquable. En réalité, un seul travaille, celui qui fait le rapport ; l'autre signe généralement les paupières fermées... ou demi-closes. Avec trois experts la confiance et l'entente réciproques sont moins faciles, et en tout cas mieux raisonnées. De plus, il y a une majorité et possibilité de départager les voix.

3° Nécessité de s'adresser à des hommes qui, non-seulement aient une autorité scientifique indiscutable, reposant sur des travaux appréciés, mais qui soient encore absolument soustraits à l'action des pouvoirs publics, qui n'aient à attendre d'eux ni faveurs, ni décorations, ni complaisances, qui ne soient pas soumis, par exemple, à l'inspection et au contrôle du parquet ou de la préfecture de police, comme le seraient des médecins de maisons de santé particulières. Plus encore que la femme de César — bien que moins sujet à caution — l'expert ne doit pas être soupçonné.

4° Enlever aux juges d'instruction le privilége de désigner les experts, privilége qui laisse supposer parfois — à tort ou à raison, peu importe — que le magistrat instructeur, déjà incompétent au point de vue du choix scientifique, peut encore se laisser guider par des considérations de convenances personnelles, de sympathies, de relations, de camaraderie. Cela n'est digne ni de la justice, ni de la science.

5° Trouver les ressources nécessaires pour créer à Paris, à l'Académie de médecine par exemple, où sont réunies les sommités de toutes les branches des sciences médicales, un comité consultatif supérieur qui étudierait les dossiers et les pièces à conviction des affaires douteuses ou graves, multiplierait les expériences, ferait appel à toutes les compétences et jugerait ainsi en parfaite connaissance de cause. On se rapprocherait, de la sorte, de l'organisation véritablement supérieure de la médecine légale en Allemagne. Que si l'Académie de médecine ne pouvait, pour une raison ou une autre, accepter cette charge et cet honneur, on n'aurait qu'à s'adresser — comme l'indiquait récemment un des hommes qui honorent le plus le journalisme médical, M. Amédée-Latour— à la Société de médecine légale, reconnue d'utilité publique, et qui se compose de jurisconsultes, de chimistes, de médecins très-expérimentés.

6° Modifier le tarif ridicule, grotesque, des honoraires des médecins-experts.

Assurément, ce détail d'honoraires est de bien peu d'importance en regard des intérêts sociaux et des questions de vie et de mort qui s'agitent ici. Mais enfin, tout homme a le droit de vivre de son travail et il est honteux de penser qu'en France, un médecin-légiste, s'appela-t-il Ambroise Tardieu, reçoit 5 francs pour une déposition en cour d'assises, 9 francs pour un rapport qui suppose parfois des jours, des semaines, des mois de recherches et de labeur, et dans lequel l'expert peut jouer sa réputation, sa carrière scientifique et jusqu'à cette popularité de bon aloi qui récompense parfois des mérites éminents, le respect permanent de la dignité professionnelle, la considération répandue par un seul sur une corporation tout entière.

Et puisque le nom de M. Tardieu, que nous n'avons pas du tout l'honneur de connaître, est venu sous notre plume, nous tenons pour un grand honneur de saluer ici l'homme qui est non-seulement la gloire de la médecine légale française, mais qui est plus que cela : une victime scientifique des passions politiques et des entraînements inconsidérés de l'opinion.

On sait quel bruit fit, dans les dernières années de l'Empire, l'affaire de l'avocat Sandon. Comme l'observe un aliéniste éminent, M. Legrand du Saulle, —.dans un travail inédit et véritablement curieux que nous avons eu la bonne fortune de lire en épreuves ces temps derniers, — cette affaire Sandon passionna le public, émut les assemblées délibérantes de l'époque, troubla un premier ministre et alla jusqu'à intimider le souverain.

Au cours d'une vie tourmentée et peu honorable, Léon Sandon donna des signes incontestables d'absence d'équilibration cérébrale et de dérangement mental.

A diverses reprises, de 1861 à 1866, il fut successivement reconnu aliéné, non pas seulement par le professeur Tardieu, comme on le croit généralement, mais par MM. Lasègue, Blanche, Foville père, Parchappe, Métivié, Baillarger. Mais les passions politiques firent écho aux réclamations incessantes et bruyantes de Sandon qui protestait contre l'internement prononcé contre lui. On cria que Charenton remplaçait pour l'Empire les oubliettes de l'ancienne Bastille. Le pouvoir eut peur. Il mit Sandon en liberté.

Ce fut alors que sur ce fameux air « *des lampions* » qui, dans le grand amphithéâtre de la Faculté de médecine de Paris, a maintes fois battu la mesure à des manifestations pour le moins irréfléchies, ce fut alors que M. Tardieu, professeur et doyen, fut bafoué, insulté indignement — il faut avoir le courage de le dire — par la majorité des étudiants.

Pendant que les trognons de choux pleuvaient sur sa tête, les gros sous jetés à profusion, les cris de Ba-din-guet, d'autres cris plus significatifs encore, lui disaient qu'il s'était vendu dans l'affaire Sandon.

Ainsi s'écroula sa légitime popularité.

La bouche close par le secret professionnel qui l'empêchait de se défendre en disant simplement ce qu'il savait, cet homme se tut et se retira. La mort, qui ne parle guère, devait plus tard parler pour lui et le venger.

Le 23 octobre 1872, Léon Sandon, à peine de retour de Chislehurst où il était allé réclamer et toucher les arrérages d'une pension viagère de 6,000 francs que l'Empire, en 1867, avait eu l'incroyable faiblesse de lui accorder sur la cassette impériale, Sandon tombe foudroyé en face du Palais de Justice de Paris. Il meurt dans la soirée, dans le service de M. Hérard, à l'Hôtel-Dieu.

A l'autopsie, pratiquée avec le plus grand soin par le docteur Liouville, aujourd'hui député, et M. Percheron, en présence des docteurs Hérard, Béhier, Ball, médecins de l'Hôtel-Dieu, de deux internes et des élèves du service, on trouva dans le cerveau la preuve matérielle, irréfragable, la signature authentique des désordres de l'état mental affirmés pendant la vie par M. Tardieu et les autres experts : une hémorrhagie énorme et récente de la protubérance (hémorrhagie qui avait amené la mort) ; *sept foyers d'hémorrhagie cérébrales anciennes et d'âges différents* ; *enfin, une méningite chronique avec adhérences nombreuses des méninges aux couches superficielles de l'encéphale.*

Le cerveau de Sandon est conservé à l'Hôtel-Dieu.

Nous le voudrions à une place d'honneur dans le grand amphithéâtre de la Faculté de médecine de Paris, comme un conseiller de respect à l'égard des maîtres pour les générations d'élèves à venir, et comme une réhabilitation suprême du professeur Ambroise Tardieu.

A PROPOS DE LA RAGE

(*Figaro* des 18 et 24 juillet 1878).

Le *Figaro* ayant ouvert, à l'occasion d'un drame récent qui a profondément ému Paris (1) une sorte d'enquête sur la rage, nous avons reçu de nos lecteurs français et étrangers des communications extrêmement nombreuses. Nous remercions collectivement ces collaborateurs improvisés, qui entrent pour une si large part dans le succès de ce journal. Sous peine d'entamer la réserve annuelle de 250,000 lignes, dont M. de Villemessant vient de renforcer le *Figaro*, nous ne saurions reproduire les innombrables lettres qui nous sont parvenues; mais nous tenons à les résumer sommairement et à diriger sur cette grave question de la rage l'attention des pouvoirs publics, celle surtout du premier des pouvoirs publics : le public.

(1) La mort de M. Chéri-Montigny, fils.

Et d'abord, un reproche à nos correspondants, qui pourront parfaitement le partager avec Monsieur Tout-le-monde.

La plupart ont confondu ces deux expressions : *rage* et *hydrophobie*, qui ne sont nullement synonymes.

S'il n'y avait sous cette confusion qu'une affaire de mots, nous ne nous y arrêterions pas. Mais elle peut entraîner, et elle entraîne, de fait, des erreurs que bien des gens ont tout simplement payées de leur vie. Hydrophobie signifiant : horreur de l'eau, on en conclut, naturellement, qu'un chien enragé ne boit pas, et, réciproquement, qu'un chien qui boit n'est pas enragé. De là des conséquences pratiques désastreuses.

Or, rien n'est plus faux. Le chien atteint de la rage n'a pas horreur de l'eau. Loin de là ; il en est avide. Il boit littéralement avec rage — c'est le cas de le dire — et lorsque, à une période avancée de la maladie, la contraction spasmodique de son gosier ne lui permet plus d'avaler ni solides ni liquides, on le voit plonger le museau dans cette eau qui le condamne au supplice de Tantale.

Chez l'homme lui-même, l'hydrophobie ne se présente généralement qu'assez tard dans la rage. Parfois même elle manque. D'autre part, on la rencontre dans certaines maladies nerveuses qui n'ont avec la rage qu'une ressemblance factice et superficielle.

Conclusion : Appelons un chat : un chat, et la rage : la rage.

Arrivons maintenant aux communications de nos lecteurs.

Photographie assez exacte du public ondoyant et divers, elles émanent des quatre points cardinaux.

Celles-ci sont plaisantes, celles-là sévères. Bon nombre ont su marier admirablement l'agréable à l'utile, la forme littéraire et l'humour à la vérité des choses. Nous leur décernons les prix fondés par Horace et Boileau.

Toutes, en somme, rentrent dans les deux divisions naturelles et fondamentales de l'étude de la rage : *Moyens de la prévenir ; Moyens de la guérir.*

Commençons par ce dernier point. Nous serons aussi brefs que possible, car là n'est pas la véritable question.

Une fois déclarée, la rage — la véritable rage, entendons-nous bien — est absolument incurable. En vain a-t-on essayé de tout. La mort est au bout. Mort effroyable ; relativement lente ; venant à son heure ; entourée de souffrances physiques et de tortures morales indescriptibles ; vous laissant — cruauté suprême — la pleine possession de votre intelligence et de toutes vos qualités supérieures ; mort que ceux-là même qui voient souvent mourir ne peuvent se rappeler sans un frémissement, n'en eussent-ils été témoins qu'une fois.

Mais si on ne peut guérir la rage confirmée — et c'est malheureusement la vérité vraie — peut-on, du moins, la prévenir sûrement, après morsure par un animal enragé ?

La plupart de nos correspondants n'ont pas l'air d'en douter. Mais rien ne prouve mieux l'incertitude, l'inanité — disons-le franchement — des moyens proposés, que leur multiplicité même. Sans remonter au déluge et à l'arche de Noé — dont tous les passagers devaient être *hydrophobes* et qui lâcha peut-être sur le mont Ararat le premier chien enragé — sans faire le moindre étalage de science, d'érudition ou de statistique, nous trouvons la preuve évidente de ce que nous avançons dans ce dossier qui est là, sous nos yeux. Il contient au moins vingt recettes, toutes plus infaillibles les unes que les autres, contre la rage. D'où il faudrait conclure, logiquement, que la rage est, de beaucoup, la plus commode de toutes les maladies, car il n'en existerait pas une, dans le répertoire pathologique, qui eût autant d'excellents remèdes à sa disposition.

Or, ces recettes diffèrent absolument les unes des autres. Elles diffèrent tellement, que si nous appelions à les soutenir en Congrès, au *Figaro*, leurs promoteurs, ils ne tarderaient probablement pas — devenus enragés — à se traiter comme de simples savants et à transformer notre pacifique salle des armures en Académie de médecine, les jours où MM. Pasteur et Colin se prennent aux cheveux (?) à propos des vibrions et des bactéridies, ou du charbon de la poule.

Tous les remèdes imaginables et inimaginables ont été proposés contre la rage. Les trois règnes de la nature y ont passé. Le règne animal s'est particulièrement distingué avec des spécifiques tels que le crâne d'un pendu, du foie de chien *enragé* — préparation essentiellement homœopathique — et ce que Molière appelait « le superflu de la boisson », à la condition que ce superflu provienne d'un jeune homme, et que le dit jeune homme rentre dans la catégorie de ceux dont Musset a dit :

Le cœur de l'homme vierge est un vase profond, etc.

On voit que les omelettes cabalistiques ont été fort dépassées. Encore ne pouvons-nous tout dire, faute d'écrire en latin.

Tous ces remèdes de haute fantaisie guérissent de la rage ceux qui, *bien que mordus, ne doivent pas l'avoir*. Or, les statistiques les plus sérieuses, tant de la France que de l'Etranger, prouvent que, *même en l'absence de tout traitement, il n'y a, en moyenne, qu'un cas de rage sur quatre ou cinq personnes mordues par un animal* VÉRITABLEMENT ENRAGÉ.

Ces produits du charlatanisme ou de la naïve bonne foi ont souvent le très-grand avantage de remonter le moral des personnes mordues ; mais, en revanche, ils ont le tort incomparablement plus grave d'empêcher fréquemment de recourir de suite, et sans hésiter, au seul moyen véritablement efficace comme préventif de la rage : la cautérisation au fer rouge, pratiquée largement.

Abordons maintenant le côté véritablement utile de ce débat : l'étude des moyens les plus propres à prévenir les cas de rage.

Nos correspondants, spécialistes ou profanes, ont positivement passé en revue tous les procédés connus et inconnus. Certains, qui doivent rêver constamment de chiens enragés, nous écrivent :

« On cherche le moyen de prévenir cette abomi-
» nable maladie, à l'entrée de laquelle on lit les mots
» du Dante : *Lasciate omni speranza* ? Ah ! mon Dieu,
» c'est bien simple. Que l'on tue immédiatement,
» impitoyablement, tous les chiens, et nous serons
« enfin tranquilles. »

Très simple, en effet, messieurs, mais passablement radical. Renvoyé à la Société protectrice des animaux. Et que les chiens ne vous entendent pas !

Comme contre-partie à ce projet de massacre universel, une de nos lectrices, âme sensible, résignée et tout ce qu'il y a de plus *caniphi e*, propose de ne contrarier en rien ces pauvres chiens. Ils sont si gentils, si inoffensifs quand on sait les prendre ! si amis de l'homme ! « Parmi les nombreux chiens, » nous écrit-elle, que nous avons recueillis, maigres » et abandonnés, sur la voie publique, se trouve un » jeune bouledogue. Il nous mord tous à chaque » instant. Nous n'y faisons pas attention et nous ne » devenons pas enragés pour cela. Et puis, toute » femme que je suis, dès que mon mari m'ennuie, » j'ai une terrible envie de le mordre. Pourquoi de- » mander davantage à un chien? Et vous-même, » *Figaro*, ne mordez-vous pas quelquefois et d'une » terrible façon ? »

Peut-être. Mais si peu ! Et puis, c'est toujours en riant ; phénomène que les observateurs les plus consciencieux n'ont encore jamais signalé dans la rage.

A côté de ces projets radicaux — en sens inverse — il en est, ma foi, de fort drôles. Ainsi, un correspondant de Cognac nous conseille de prêcher la vulgarisation d'un arrêté pris, il y a quinze ou vingt jours, par un sous-préfet de la Charente-Inférieure. Cet arrêté porte qu'aucun chien ne devra circuler sur la voie publique sans avoir suspendu au cou un bâton traînant entre les jambes (un *Talbot*, en style local). Les chiens, munis de cet appareil très simple et très-économique, se trouvent, paraît-il, un air si penaud, si honteux, qu'ils fuient les passants et rentrent bien vite à leur chenil :

Traînant la queue et portant bas l'oreille.

Cela pourrait s'intituler : « *De la préservation de la*

rage au moyen d'un vif sentiment de honte inspiré artificiellement aux chiens ». Nous demandons que M. de Marcère — si la réglementation des centenaires de Diderot, de d'Alembert et d'Helvétius lui en laissent le loisir — ordonne une enquête, et que, si elle est favorable, on récompense... par la préfecture des Bouches-du-Rhône ou de tout autre grand département radical, ce sous-préfet excellemment ingénieux.

Un de nos lecteurs (Anglais) qui a fait deux fois le tour du monde en compagnie de plusieurs chiens, voudrait que l'on plaçât — l'idée a été émise — de petits abreuvoirs pour les chiens au pied des fontaines Wallace et aux coins des grandes avenues. On y renouvellerait l'eau deux fois par jour. Dans sa sollicitude extrême, il désirerait même que l'on mît, tout à côté de l'onde bienfaisante et anti-rabique, un peu de verdure (*fresch gras*).

Nous ne demandons pas mieux ; et, après les Parisiens, les chiens béniraient sûrement sir Richard Wallace s'il voulait bien penser à eux. Mais, au point de vue de la rage, des expériences nombreuses, très-scientifiques, entreprises sur des chiens et autres animaux que l'on soumettait à la privation absolue de nourriture et de boissons, ces expériences ont démontré surabondamment que la faim et la soif, poussées jusqu'à la mort — inclusivement, — n'avaient pas du tout sur le développement de la rage — la rage véritable, et non la fureur de la faim ou de la soif — l'influence qu'on leur attribue — par erreur — dans le public.

De divers côtés, on nous engage à solliciter le

musellement des chiens, leur conduite en laisse, l'émoussement de leurs crocs; le tout sous la forme gratuite et obligatoire.

L'émoussement des crocs !

Assurément, le moyen est excellent... en théorie. Son application rendrait infiniment moins dangereuses les morsures des chiens enragés. Mais, s'il y a loin de l'étrier à la selle, il y a plus loin de la théorie à la pratique ; et, au point de vue pratique, nous croyons l'émoussement des dents tout bonnement impossible. Allez donc émousser les crocs des treize millions et demi de chiens que, d'après des statistiques très-dignes de foi, on compte en Europe ! des deux millions, au moins, que la France possède à elle seule ! Allez donc obliger efficacement les amateurs de chiens — les dames surtout — à faire porter une cisaille et une lime canicides sur ces ravissantes dents fleurdelysées, beauté du chien dans son adolescence et sa jeunesse ! Mais il y aurait là de quoi renverser le gouvernement ! On préférerait, cela est sûr, laisser servir, au besoin, ces jolies petites dents pointues à une bonne inoculation du virus rabique. Le sentiment serait plus fort que la raison et se moquerait bel et bien de tous les arrêtés et de toutes les foudres administratives.

La muselière obligatoire et la conduite en laisse,— non moins obligatoire — sont plus praticables. Mais la laisse n'a pas, à notre avis du moins, une valeur bien sérieuse. Elle nous paraît plus propre à embarrasser les jambes des passants et les mains des conducteurs de chiens, qu'à influencer notablement la statistique de la rage. Ajoutez que les chiens n'en sont pas partisans.

La muselière serait beaucoup plus efficace et plus

rationnelle. En outre, elle dispenserait de la conduite en laisse.

A ce propos, nous avouons ne pas comprendre très-bien un article par trop féroce de l'ordonnance récente de M. le préfet de police. Il part, assurément, d'un bon naturel et de la préoccupation de sauvegarder la santé publique. Mais à quoi bon, franchement, ordonner de tenir en laisse les chiens que l'on a déjà ordonné de museler ! Il n'y a vraiment plus qu'à prescrire aux propriétaires de chiens de ne les promener sur la voie publique qu'enfermés — muselés — dans, de bonnes cages à roulettes... tenues en laisse !

Nous approuverions la muselière. Malheureusement, à une époque où l'on a découvert le téléphone, le génie humain n'a pas encore découvert, quoi que l'on dise, la muselière idéale. Ou les muselières usitées ne musèlent rien du tout, (ce qui arrive dix-neuf fois sur vingt); ou elles imposent des souffrances considérables et anti-physiologiques aux chiens, qui, ne transpirant pas et ayant, d'autre part, les narines très étroites, ont besoin de pouvoir ouvrir largement la gueule, et pour inspirer l'air, et pour l'expirer, sans compter le manger et le boire. Mais nous ne voyons pas pourquoi on ne mettrait pas cette question de la muselière au concours, avec récompense considérable à qui résoudrait véritablement le problème.

Du reste, en admettant qu'il soit résolu, on n'en serait pas pour cela complétement à l'abri de la rage, car 1° les propriétaires de chiens ne consentiront jamais à leur laisser la muselière à domicile, où, par suite, ils pourront mordre ; 2° ils y consentiront d'autant moins que leur chien leur paraîtra souffrant, malade. Or, s'il est souffrant d'une rage qui débute, il s'échappera à peu près infailliblement du logis — ce qu'il fallait éviter — et sans prendre, bien entendu, sa muselière en partant.

Plusieurs de nos correspondants, grands chasseurs devant l'Eternel et qui rendraient des points à Buffon et à Toussenel dans la connaissance du caractère et des mœurs du chien, nous entraînent, malgré nous, sur un terrain délicat où nous devons cependant essayer de les suivre.

Appuyant d'observations assez nombreuses et parfois séduisantes une théorie qui a rencontré quelques chauds partisans parmi des vétérinaires distingués, et qui admet la production de la rage chez le chien par suite de... des... d'un célibat forcé, ils proposent des mesures diverses pour remédier à cet état de choses.

L'un demande que, par une décision toute gracieuse et d'une galanterie achevée, l'Etat exempte de la moitié de l'impôt le beau sexe canin. Cette mesure, dit-il, rétablirait entre les représentants des deux sexes une juste proportion, tandis qu'aujourd'hui — cela est exact — le sexe laid est à l'autre comme 2 1/2 est à 1. D'où..., d'où..., etc.

Renvoyé au congrès de vétérinaires qui se réunira prochainement à Alfort, et à monsieur le Président de la commission du budget, qu'un tel degrèvement rendrait encore plus populaire parmi les hommes et parmi les bêtes.

Un autre correspondant, qui doit descendre de feu Fulbert par... les ciseaux, propose carrément... Chut! Bref, l'adoption de sa mesure intervertirait l'ordre des facteurs dans le cri parisien bien connu :

« Tond les chiens.
« ..... les chats et les oreilles,

ce dont ne se plaindrait probablement pas la gent féline.

Beaucoup trop féroce, notre correspondant. Et puis, la théorie dont il s'agit et qui se réduit, au fond, à admettre que la rage peut se développer *spontanément* chez le chien, c'est-à-dire en l'absence d'une inoculation du virus rabique par un autre animal enragé, cette théorie est battue en brèche par l'immense majorité des faits bien observés. En étudiant de très-près, en vieillissant, plusieurs de ses défenseurs primitifs ont été amenés à l'abandonner. Mais il est si difficile parfois, — souvent même — d'acquérir la preuve qu'un chien enragé a été mordu par un autre chien enragé, qu'on est amené à expliquer ces cas par la faim, la soif et... tout ce que vous voudrez. Les plus prévenus, les plus prudents s'y laissent prendre. Témoin cette curieuse histoire arrivée à l'homme de France le plus autorisé, peut-être, en matière de rage, M. Bouley.

Il s'agissait d'une chienne de prix, offrant tous les symptômes de la rage. Les antécédents, une enquête minutieuse, les affirmations énergiques et absolument désintéressées de son propriétaire, tout démontrait jusqu'à l'évidence que cette chienne était devenue enragée par... excès de vertu, mais d'une vertu beaucoup moins volontaire, comme bien l'on pense, que celle de Scipion. Quoique très-surpris de la cause, M. Bouley déclara aux élèves d'Alfort qu'on paraissait être en présence d'un cas de rage spontanée. La bête meurt. On en fait solennellement l'autopsie et on lui trouve, avec les lésions caractéristiques de la rage..., quatre petits amours de chiens ! Une vraie nichée, quoi !

« Et voilà, conclut spirituellement M. Bouley, comment on écrit l'histoire... des chiennes. »

En somme, dans cette question de la rage qui préoccupe si vivement l'opinion, le vrai coupable, c'est l'homme, non le chien, et l'on pourrait vraiment dire, retournant le mot fameux de Charlet : Ce qu'il y a de plus mauvais dans le chien, c'est l'homme.

Oui, l'homme.

Imaginez cent Français. Quatre-vingt-dix-neuf — sauf pourtant vous, ami lecteur — ignorent absolument ce qu'est, chez le chien, la rage à *son début*. Or, il suffirait de le savoir, pour éviter les neuf dixièmes des contagions.

Que l'on fasse donc afficher dans toutes les communes de France les *Instructions sur la rage* consignées dans un mémorable rapport de MM. Bouley et Proust, qu'un des meilleurs journaux de médecine de Paris, l'*Union médicale*, reproduisait intégralement ces jours derniers, tant leur importance est grande. Que la presse, politique on non, grande ou petite, prête largement sa publicité à ces instructions, et le but sera atteint. Le *Figaro* se fait un devoir de donner l'exemple et les insère, sans regarder à la longueur, à la suite de cet article.

Mais ici une explication est nécessaire.

Lorsque le savant Inspecteur général des écoles vétérinaires de France, M. Bouley, formula ces instructions sur la rage à la fin et comme conclusion de la conférence fameuse qu'il fit à la Sorbonne en 1870, il s'adressait à un auditoire de gens instruits et dut, en conséquence, parler leur langue.

De là, dans ces conseils éminemment pratiques, des tournures de phrases, une certaine concision, une terminologie scientifique qui empêcheraient sûrement de les faire pénétrer dans les masses, dans le cerveau de l'ouvrier et du paysan où il faut cependant qu'elles entrent à tout prix. Aussi, avons-nous pris la liberté grande de nous instituer d'office les humbles collaborateurs de M. Bouley en traduisant — sans rien changer au fond des choses et sans porter la moindre atteinte à la vérité scientifique — son langage sobre, correct et dissert, en langage ordinaire et familier. Toute simple qu'elle paraisse et toute modeste qu'elle soit, cette besogne ne laissait pas que d'être ingrate ; mais en l'accomplissant de notre mieux nous aurons rendu au public un véritable service.

INSTRUCTIONS SUR LA RAGE

PRÉSENTÉES, AU NOM DU COMITÉ CONSULTATIF D'HYGIÈNE PUBLIQUE DE FRANCE, A M. LE MINISTRE DE L'AGRICULTURE ET DU COMMERCE

PAR M. BOULEY

Inspecteur général des Écoles vétérinaires de France
Membre de l'Académie de médecine, etc., etc.

SIMPLIFIÉES ET CORRIGÉES

— Mais pour la forme seulement — par le d[r] J. Janicot

Une bonne instruction sur la rage doit faire connaître trois choses :

1° Faire connaître ce qu'il faut faire à une personne qui a été mordue par un chien enragé ou que l'on peut croire enragé ;

2° Faire connaître ce qu'il faut faire à un animal qui a été mordu par un chien enragé ou que l'on peut croire enragé ;

3° Faire connaître les premiers signes de la rage chez le chien, qui est l'animal qui la donne le plus souvent — presque toujours — à l'homme et aux autres animaux.

1° *Ce qu'il faut faire à une personne qui a été mordue par un chien enragé ou que l'on peut croire enragé.*

On doit croire enragé :

1° Tout chien que l'on connaît et qui, alors que ce n'est pourtant pas dans son caractère, mord et attaque sans raison, sans qu'on l'ait tourmenté ou qu'on lui ait fait du mal, les personnes qu'il trouve à portée de ses dents.

Quand le chien fait cela, on doit d'autant plus le croire enragé et se méfier d'autant plus de lui, qu'il connaissait mieux et aimait mieux les personnes qu'il a mordues ;

2° On doit croire enragé :

Tout chien qui, dans l'intérieur des maisons, s'attaque aux personnes étrangères sans y être poussé par son rôle de gardien, ou par une excitation volontaire ou involontaire de ces personnes ;

3° Tout chien errant qui, sans être excité, s'attaque aux personnes qu'il rencontre sur son passage, dans les rues, sur les routes, dans les campagnes ;

4° Tout chien inconnu, trouvé errant, qui attaque tout à coup les personnes qui l'ont accueilli dans leur maison.

La cautérisation étant, jusqu'à présent, le seul moyen connu de se préserver de la rage, la seule chance de salut qui existe pour les personnes mordues consiste dans la cautérisation, faite aussi rapidement et aussi profondément que possible, des plaies qui leur ont été faites par un animal enragé.

La cautérisation par un fer rouge est la meilleure de toutes. Elle est d'autant moins douloureuse que le fer est plus fortement chauffé. A défaut du fer rouge, on pourra se servir du « caustique de Vienne ou de l'acide sulfurique ». On les trouve chez tous les pharmaciens.

Pendant que le fer chauffe, ou si l'on manque de tout moyen de cautérisation, il sera utile de *comprimer* au-dessus de la blessure, au moyen d'un lien fortement serré, le membre mordu. En même temps, on cherchera à dégorger la plaie, à en faire sortir le sang et les liquides en la pressant de tous côtés.

On aidera ce dégorgement par un *lavage* continuel, fait avec un liquide quelconque, vinaigre, eau, etc.

Si la partie mordue est à la portée de la bouche, le blessé devra lui-même sucer immédiatement sa plaie. Cela est sans aucun danger, si la personne qui suce la plaie — que ce soit le blessé ou une autre personne — n'a aucune écorchure, soit aux lèvres, soit dans la bouche.

Le public doit être mis en garde contre de prétendus préservatifs de la rage vantés et vendus par les charlatans.

Il n'y a pas, pour le moment, d'autre préservatif contre la rage que la cautérisation faite profondément et très-rapidement, — tout de suite quand on peut — des plaies faites par les morsures.

2° *Ce qu'il faut faire à un animal qui a été mordu par un chien enragé ou que l'on peut croire enragé.*

Non-seulement tout chien enragé ou que l'on peut croire enragé, doit être abattu tout de suite, mais encore tout animal mordu, — chien ou chat, — par un chien enragé, doit être également tué tout de suite.

En cas d'accident grave ou de mort d'homme par morsure d'un chien enragé, le propriétaire du chien pourra être poursuivi par le procureur de la République, sans compter les dommages-intérêts qui peuvent être réclamés par la famille du blessé ou du mort. (Art. 319, 320, 459 du Code pénal, et art. 1385 du Code civil.)

Il est important de conserver les cadavres des chiens et de les faire transporter à une École vétérinaire ou chez un vétérinaire quelconque, afin que l'ouverture du corps permette de constater les choses qui prouvent la rage.

3° *Quels sont les premiers signes de la rage chez le chien ?*

Dans les premiers jours de sa maladie, le chien qui a déjà la rage n'a pas des accès de fureur, ni des envies de mordre. Aussi peut-on croire que sa maladie est légère et n'y pas faire attention. C'est ce qui arrive presque toujours. Et cependant, même à ce moment, la bave — ou salive — du chien, est *virulente*, c'est-à-dire qu'elle contient le germe — ou *virus* — de la terrible maladie. Elle peut donc la communiquer.

A cette époque de la maladie, le chien qui a la rage est bien plus dangereux par les caresses de sa langue, dont il faut bien se méfier, que par ses morsures, car il ne mord pas encore.

Si le chien qui a la rage ne mord pas au commencement de la maladie, cependant il change d'humeur. Il devient triste, sombre.

Il cherche la solitude et se retire dans les coins les plus obscurs. Mais il ne peut rester longtemps en place : il est inquiet et agité. Il va et vient, se couche et se relève, rôde, flaire, cherche, gratte avec ses pattes de devant. Ses mouvements, ses poses et ses gestes semble dire que, par moment, il voit des fantômes, car il mord dans l'air, s'élance et hurle comme s'il s'attaquait à des ennemis réellement existants.

III. — Son regard est changé ; il exprime une tristesse et quelque chose de farouche.

IV. — Mais, dans cet état, le chien n'attaque pas du tout encore l'homme. Il se montre docile et soumis à son maître. Il obéit à sa voix et donne même quelques signes de gaieté qui rendent un moment à sa physionomie son expression habituelle.

V. — Bien loin d'avoir envie de mordre, le chien, dans la première période de la rage, a plutôt envie de caresser. Le sentiment d'affection envers ses maîtres et les familiers de la maison augmente chez le chien enragé, et il le montre par les mouvements de sa langue, avec laquelle il est avide de caresser les mains ou les visages qu'il peut atteindre.

VI. — Ce sentiment d'affection, qui est très-développé chez le chien, est assez fort pour que, dans un très-grand nombre de cas, il respecte ses maîtres, même dans la plus grande fureur de la rage, et pour que ceux-ci, d'autre part, conservent sur lui un très-grand empire, même lorsque ses envies de mordre ont commencé et qu'il s'y laisse aller. Cependant, il ne faut pas s'y fier du tout.

VII. — Le chien enragé n'a pas horreur de l'eau ; au contraire, il en est avide. Tant qu'il peut en boire, il calme sa soif toujours ardente, et quand la convulsion et le resserrement de son gosier l'empêchent d'avaler, il plonge le museau tout entier dans le vase et il mord, pour ainsi dire, l'eau qu'il ne peut plus avaler.

L'*hydrophobie* ou *horreur de l'eau* n'est donc pas un signe de la rage du chien.

Le chien enragé n'est donc pas hydrophobe. *Il n'a donc pas horreur de l'eau.*

VIII. — Le chien enragé ne refuse pas sa nourriture dans le commencement de sa maladie : souvent même il la mange avec plus de voracité que d'habitude.

IX. — Lorsque le besoin de mordre, qui est un des meilleurs signes de la rage à un certain moment, commence à se montrer, l'animal le satisfait d'abord sur des corps inanimés. Ainsi, il ronge le bois des portes et des meubles, déchire les étoffes, les tapis, les chaussures, broie sous ses dents la paille, le foin, les crins, la laine, mange la terre, la fiente des animaux et la sienne même, etc., et accumule dans son estomac des débris de tous les corps sur lesquels ses dents ont porté.

X. — L'abondance de la bave — ou salive — n'est pas un signe que l'on rencontre toujours chez le chien enragé. Tantôt la gueule est humide et tantôt elle est sèche. Avant la période des accès de fureur, la salive n'est ni plus ni moins abondante que lorsque le chien se portait bien ; elle est plus abondante pendant cette période des accès de rage. Elle diminue et disparaît même à la fin de la maladie.

XI. — Le chien enragé exprime souvent la douleur que lui font ressentir la convulsion et le resserrement de son gosier, en faisant avec ses pattes de devant, de chaque côté des joues, les gestes que fait un chien dans la gorge duquel un os est arrêté.

XII. — Dans une variété de rage du chien que l'on appelle la *rage-mue* ou *muette*, la mâchoire d'en bas paralysée reste écartée de la mâchoire d'en haut, et la gueule demeure ouverte et sèche. Au lieu d'être rose à intérieur, la gueule devient rouge-foncé, rouge brun.

XIII. — Dans quelques cas, le chien enragé vomit du sang.

XIV. — La voix du chien enragé change toujours de son et toujours son aboiement se fait autrement qu'à l'ordinaire.

Il est rauque, voilé et se change en un hurlement saccadé.

Dans la *rage-mue* ou *muette*, ce signe important : l'aboiement, manque. Le chien n'aboie pas. D'où le nom de la maladie : *rage-mue* ou *muette*.

XV. — Le chien enragé est bien moins sensible au mal que d'ordinaire. Quand on le frappe, quand on le brûle ou qu'on le blesse, il ne fait entendre ni les plaintes, ni les cris par lesquels les animaux de son espèce expriment leurs souffrances ou même simplement leurs craintes.

Il y a des cas où le chien enragé se fait à lui-même des blessures profondes avec ses dents et satisfait sa rage sur son propre corps, sans chercher encore à nuire aux personnes qui lui sont familières.

XVI.— Le chien enragé est toujours très-fortement impressionné et irrité par la vue d'un autre chien. Dès qu'il se trouve en sa présence ou qu'il entend ses aboiements, sa fureur de rage se montre, si elle s'était encore cachée. Elle augmente si elle était déjà déclarée, et le chien enragé se lance sur l'autre chien pour le déchirer de ses dents.

La présence d'un chien fait la même impression sur les animaux des autres espèces comme le chat, etc., quand ils sont sous le coup de la rage ; en sorte qu'on peut dire qu'un chien qui n'a pas la rage la fait presque toujours bien reconnaître chez un chien enragé où elle se cache encore.

XVII.— Le chien enragé fuit souvent le toit domestique au moment où, par les progrès de sa maladie, les envies de mordre et de faire du mal commencent à être les maîtres de lui. Après avoir couru dehors, un, deux ou trois jours, pendant lesquels il a cherché à satisfaire sa rage sur tous les êtres vivants qu'il a pu rencontrer, il revient souvent mourir chez ses maîtres.

XVIII. — Lorsque la rage est arrivée à sa période de fureur, on la reconnaît à l'air de férocité qu'elle donne à la figure de l'animal qui en est atteint et aux envies de mordre qu'il se passe toutes les fois que l'occasion vient; mais il dirige toujours plutôt ses attaques contre son semblable, que contre un animal d'une autre espèce.

XIX. — Les fureurs de la rage viennent par des accès qui s'arrêtent par moments. Quand ils s'arrêtent, l'animal enragé est assez calme, parce qu'il est épuisé, et son calme peut faire croire qu'il n'est pas enragé, bien qu'il le soit.

XX. — Les chiens bien portants semblent deviner la rage chez un autre chien, et, au lieu de lutter contre lui, même s'ils sont plus forts, ils cherchent vite à le fuir pour échapper à ses morsures.

XXI. — Le chien enragé qui court par les rues ou par les champs, s'attaque d'abord, avec une très-grande énergie, à tous les êtres vivants qu'il rencontre sur son chemin, mais il s'attaque toujours plutôt aux chiens qu'aux autres animaux, et plutôt à ceux-ci qu'à l'homme. Puis, lorsqu'il est épuisé par ses fureurs et par ses batailles, il marche devant lui d'un pas qui n'est pas sûr. On dirait qu'il tremble sur ses jambes. On le reconnaît bien aussi à sa queue qui pend, à sa tête qui est penchée vers la terre, à ses yeux égarés et à sa gueule béante, d'où sort une langue rouge-noire et couverte de poussière. Dans cet état, il n'a plus de grandes envies de se détourner de son chemin pour aller mordre, mais il mord encore tous ceux, hommes ou bêtes, qui se trouvent à la portée de ses dents qui passent près de lui.

XXII. — Le chien enragé qui meurt de la rage, meurt par paralysie et par asphyxie, c'est-à-dire qu'il arrive à ne plus pouvoir se remuer, ni respirer.

Jusqu'à son dernier moment, l'envie de mordre le tient, et il faut bien prendre garde à lui, même lorsqu'il est tellement épuisé et lorsqu'il remue si peu qu'on pourrait le croire déjà crevé.

XXIII. — Quand on ouvre le corps d'un chien enragé, on rencontre presque toujours, dans son estomac, toutes sortes de choses, telles que du foin, de la paille, des crins, de la laine, des morceaux d'étoffes, des morceaux de cuir, des morceaux de cordes, des étoupes, des excréments, de la terre, des feuilles, de l'herbe, des pierres : toutes ces choses, surtout quand elles sont beaucoup ensemble, sont une très-grande raison de penser que l'animal est mort de la rage, alors même qu'on n'aurait pas reconnu sa maladie et qu'on ne l'aurait jamais vu mordre de son vivant.

SUR LES BAINS TURCO-ROMAINS

DU HAMMAM

C'est Frédéric Bérard, de Montpellier, qui a dit : « La médecine guérit quelquefois, soulage souvent, console toujours. »

Bien qu'il y ait encore là de quoi faire la plus humaine, et, j'ose le dire, la plus noble des professions, il n'en est pas moins vrai que notre art soulage et console, en effet, plus souvent qu'il ne guérit. Mais ce n'est pas tout.

La médecine, comme l'entendent les gens du monde qui lui assignent pour but unique de traiter les maladies, la médecine, ainsi comprise, est de toutes les sciences la seule qui s'amoindrisse en grandissant, la seule qui marche à la ruine par le progrès, la seule, pour ainsi parler, qui recule en avançant.

Cela a l'air d'un paradoxe. — C'est une vérité, car l'hygiène — ou l'art de conserver la santé — qui est l'alpha et l'oméga de la médecine, son principe et sa fin, son point de départ et son point d'arrivée, ne tend à rien moins... qu'à la supprimer. Là où le soleil n'entre pas, dit un sage proverbe que je recommande à tous les gens en quête d'un logement, le médecin entre. Là où entre l'hygiène, pourrait-on dire avec autant de justesse, la médecine n'entre guère, et nous n'aurions vraiment plus, nous autres médecins, qu'à nous transporter dans une planète plus hospitalière, si l'humanité ne justifiait pas toujours cette parole profonde de Flourens : « Avec ses vices, ses passions, ses misères et ses ignorances, l'homme ne meurt pas : il se tue. »

Ces réflexions m'arrivaient involontairement à l'esprit, un de ces jours derniers, au Hammam, alors qu'après avoir passé trente minutes dans le *Tepidarium* (étuve sèche à 50°), cinq minutes dans le *Caldarium* (à 70°), cinq autres dans les mains d'acier et de velours noir d'Ahmed-ben-Zaro — mon masseur habituel — dix minutes au *Lavatorium* (salle des ablutions) et quinze secondes sous la douche froide, je cherchais, étendu sur un divan du *Mustaby* (salle de repos), le sens médical du salut turc : « *Arak-Taieb !* « Que la transpiration vous donne la santé ! »

Je n'hésite pas à affirmer que cet *Arak-Taieb* des Orientaux a du bon, du très-bon même, et que ce salut vaut un autre. En transpirant comme on sait transpirer au Hammam, avec les pratiques d'un massage intelligent et le coup de fouet final et rapide de la douche ou de la piscine froide, on ne peut que conserver et améliorer sa santé si on se porte bien, et la retrouver, dans bien des cas, si on l'a semée en route.

J'aurais certainement parlé du Hammam dans les conseils d'hygiène du calendrier de cet Almanach (1),

(1) *Almanach du Figaro* pour 1879. 2e édition, avec illustrations par Cham et Robida. — In-4°.

s'ils n'avaient dû tenir en quelques lignes et rester dans les généralités.

La raison en est simple.

Entrez un jour, lecteur, si le cœur vous en dit, dans une salle de nos grands hôpitaux. Lisez les diagnostics écrits sur ces pancartes que l'on suspend au pied de chaque lit. Sur cent malades pris au hasard, quarante ou cinquante environ sont là, dans ces lits de la charité publique, pour des affections causées par des refroidissements. Sous cette rubrique, vous verrez défiler le cortége sans fin — lugubre parfois — des maladies des voies respiratoires : angines, laryngites, bronchites, pleurésies, fluxions de poitrine, et ce Minotaure insatiable, cette fièvre jaune, ce choléra, cette peste de nos climats tempérés : la phthisie pulmonaire.

Puis viendront les rhumatismes articulaires aigus, traînant derrière eux les maladies de cet organe surprenant qui travaille déjà alors qu'il n'est qu'un simple tube à peine visible, qui travaillera toujours, qui vit le premier et meurt le dernier : le cœur.

Je vous fais grâce des névralgies, de toutes les douleurs rhumatismales des muscles, torticolis, lumbagos, etc. Grosses misères pour vous, peut-être. lecteur, ou pour vous, Madame, qui lisez ces lignes étendue sur votre chaise longue, auprès d'un beau et bon feu. Simples *bobos* pour l'Assistance publique, qui doit réserver ses asiles à de bien plus grandes souffrances.

Ainsi — et je n'exagère rien — nous trouvons un refroidissement à l'origine de quarante ou cinquante maladies sur cent. Et cela, chez le riche comme chez le pauvre, dans un palais comme à l'hôpital. Or, on peut affirmer que neuf fois sur dix la pratique de l'étuve sèche et de l'hydrothérapie constituerait une assurance admirable contre toutes ces maladies *à frigore* ou par refroidissement.

Pas de blindage qui vaille, contre elles, cette gymnastique méthodique et sans danger des millions de vaisseaux capillaires de la peau que le *Tepidarium* dilate, que la douche froide resserre, que chaleur et froid successifs tonifient, endurcissent, *vitalisent*, si je puis m'exprimer ainsi.

Donc, Arak-Taieb! Que la transpiration — et la douche — vous cuirassent contre le froid, larynx susceptible, bronches délicates, poumons impressionnables.

Arak-Taieb ! A vous tous, chlorotiques et anémiques au visage pâle, dyspeptiques endurcis et abandonnés, névropathes infortunés, tempéraments lymphatiques sans résistance et sans ressort.

Arak-Taieb ! A vous surtout qu'on a si bien nommés : des malades de richesse ! à vous que guettent l'affreuse obésité, la gravelle urique, l'aristocratique et torturante goutte ! Arak-Taieb ! A l'étuve, à l'eau froide et à Ahmed-ben-Zaro, le masseur noir, ou à son frère blanc, Alexis, un cuirassier superbe. Arak-Taieb ! Et que vos deux millions et demi de glandes sudoripares, coulant la sueur à pleins bords, rétablissent l'équilibre dans ce budget de votre santé qui se solde par un excédant dangereux des recettes sur les dépenses.

Arak-Taieb ! A vous enfin, forçats volontaires ou involontaires de cette vie parisienne qui fait du jour la nuit et de la nuit le jour, du gaz et de la Lune son Soleil, et qui est à une existence normale ce que la fièvre est à la vie. Je vous le dis en vérité : étuve, douche et massage, à vous, cerveaux en ébullition et toujours surmenés, estomacs blasés ou fourbus, muscles paresseux et lâches, tempéraments bâtis tout en nerfs !

Arak-Taieb !

Ces deux mots seraient vraiment bien en place sur le fronton du Hammam.

PARIS. — IMPRIMERIE EDMOND ROUSSET ET Cie
Rue Cadet, 26 (usine à Poissy).

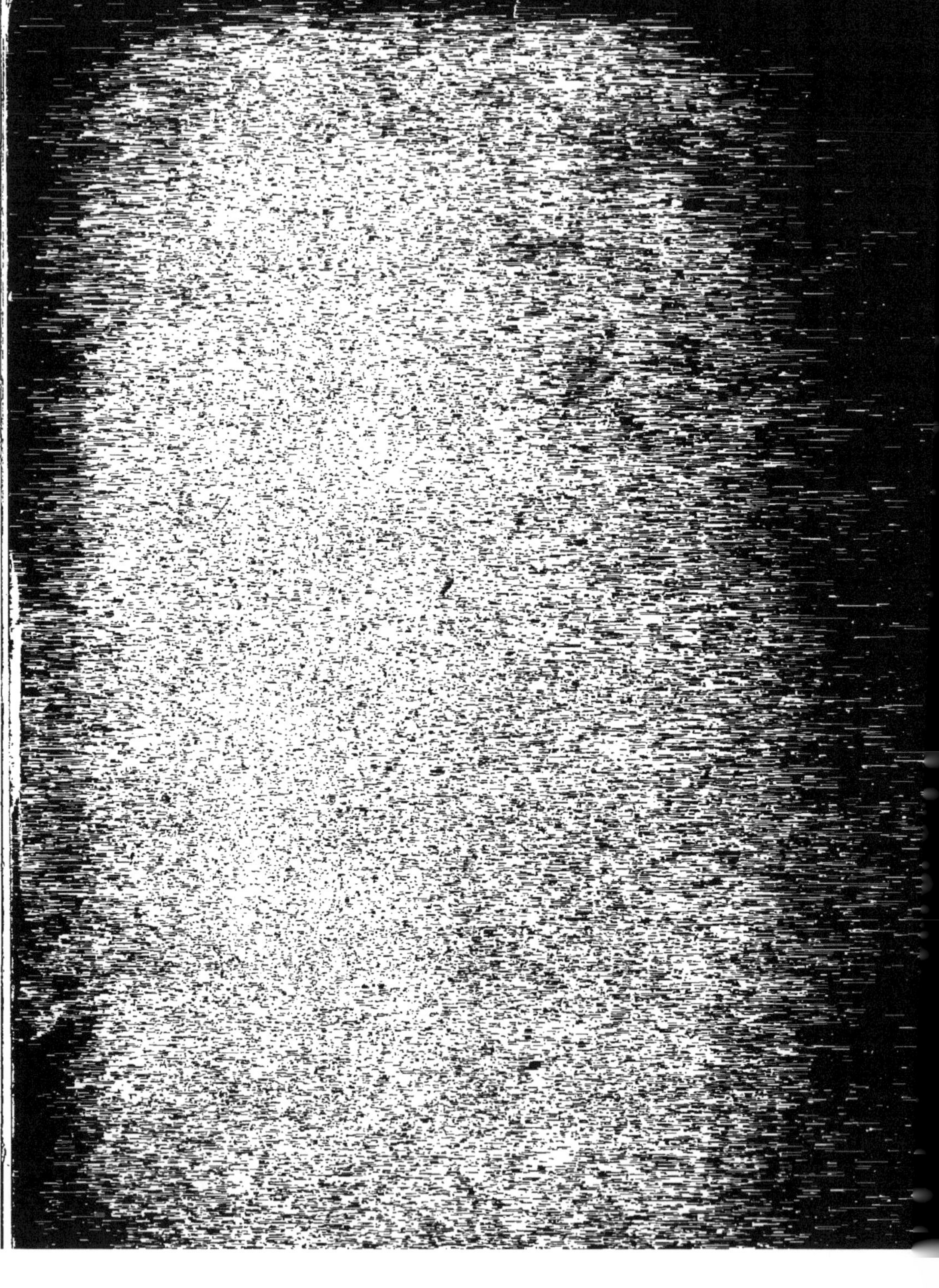

www.ingramcontent.com/pod-product-compliance
Ingram Content Group UK Ltd.
Pitfield, Milton Keynes, MK11 3LW, UK
UKHW012258240726
13966UKWH00004B/1482